EDITORA AFILIADA

Dados Internacionais de Catalogação na Publicação (CIP)
(Câmera Brasileira do Livro, SP, Brasil)

Navarro, Federico
Somatopsicopatologia / Federico Navarro ; I tradução
Silvana Finzi Foá I. — São Paulo, 1996.

Título Original: Somatopsicopatologia.
Bibliografia.
ISBN 85-323-0576-8

1. Orgonoterapia 2. Psicologia patológica 3. Psicoterapia
4. Reich, Wilhelm, 1897-1957
I. Título

96-3839 CDD-616.8914

Índices para catálogo sistemático:
1. Somatopsicopatologia : Psicoterapia : Medicina 616-8914

FEDERICO NAVARRO

somatopsicopatologia

summus editorial

SOMATOPSICOPATOLOGIA
Copyright © 1996 by Federico Navarro

Traduzido da língua italiana por:
Silvana Finzi Foá

Revisão técnica de:
Maria Beatriz Thomé de Paula

Capa de:
BVDA/Brasil Verde

Proibida a reprodução total ou parcial
deste livro, por qualquer meio e sistema,
sem o prévio consentimento da Editora.

Direitos desta edição reservados por
SUMMUS EDITORIAL LTDA.
Rua Cardoso de Almeida, 1287
05013-001 — São Paulo, SP
Telefone (011) 872-3322
Caixa Postal 62.505 — CEP 01214-970

Impresso no Brasil

Sumário

Prefácio 7

Introdução 11

Generalidades entre psicologia e psicopatologia — Premissas anátomo-fisiológicas na vida intra-uterina 15
Generalidades entre psicologia e psicopatologia psiquiátrica — Premissas anátomo-fisiológicas na vida neonatal 21
Generalidades entre psicologia, psicopatologia e psiquiatria — Premissas anátomo-fisiológicas na vida pós-natal e pseudogenital 25
Eu e não-eu (o outro) 29
Principais manifestações psicopatológicas 33
Psicoses 39
Borderline (distimias) 45
Psiconeuroses 51
Neuroses 55
Homossexualidade 59

Bibliografia 61

Prefácio

O debate, já quase secular, entre as duas formas de interpretação do mal-estar humano, a organicista e a psicodinâmica, estimula um alinhamento antagônico e, às vezes, até mesmo hostil, entre os adeptos de doença neuropsiquiátrica, no sentido bioquímico e anátomo-patológico, e os partidários de um mal-estar humano, definido como psiquiátrico pela instituição da medicina universitária e tradicional.

Os organicistas atribuem a situações inatas (com as pesquisas modernas, tais patologias podem ser hoje definidas como genéticas) e pósnatais (traumas físicos, mau funcionamento metabólico, disfunções hormonais etc.) soma dos sofrimentos humanos, e quando estes limitam ou impedem o fluxo normal da vida, utilizam terapeuticamente a psiquiatria organicista ou a neurologia. Os partidários da psicodinâmica localizam no desenvolvimento psicoafetivo pré e pós-natal e no mal-estar familiar e social as bases existenciais que predispõem o indivíduo a uma série de sofrimentos psicofísicos que deterioram a qualidade de vida e, de algum modo, impedem a utilização da liberdade interior, por respeito às normas sociais e por decisão consciente sobre a própria ação.

Neste século, muitos autores rejeitaram a defesa preconcebida de uma ou outra modalidade de interpretação do mal-estar e, negando os extremismos, tentaram repetidamente fazer confluir as duas propostas, com intuições de notável interesse científico, filosófico, biológico. Mas, depois de Freud, o primeiro grande autor de uma revolução cultural psiquiátrica de interesse global na definição de psicose, neurose, caráter, couraça carateral, fluxo energético, somatizações, foi W. Reich: seu texto mais significativo e universalmente conhecido e discutido é *A análise do caráter*, cuja contribuição à história da medicina, da psiquiatria e da sociologia é indiscutível.

Muitos, sobretudo os organicistas mais refratários e fechados em sua ciência negaram desde o início a qualidade da pesquisa reichiana e a intensidade revolucionária de sua mensagem; outros aceitaram só e exclusivamente as mensagens que podiam convergir para ideologias e teoremas já oficialmente admitidos pela cultura oficial; outros ainda serviram-se das intuições científicas de Reich para desenvolver teorias pseudocientíficas para explicar seus próprios delírios sexuais, para justificar e fazer com que fossem aceitas suas próprias psicoses; e outros ainda para impingir aos usuários necessitados de terapia metodologias inventadas do nada e mediadas por leituras superficiais, e que nunca foram profundamente experimentadas em sua própria experiência analítica e profissional.

Em 1967, quando surgiu em Nápoles o primeiro "movimento reichiano", lembro a presença, em torno de Federico Navarro, de muitíssimos jovens e de outros não tão jovens, entusiasticamente fascinados pelos conteúdos das primeiras traduções italianas da produção de Reich; sua mensagem dava a sensação de se estar entrando em uma nova dimensão existencial, em que os medos, os tabus, as angústias, as proibições, o racismo, a cultura das ditaduras vermelha ou negra pudessem desaparecer para sempre. Já nessa ocasião, Federico Navarro, embora entusiasta e carismático, manteve uma postura que depois se tornaria o mote de sua vida profissional e de pesquisa: a cautela, a perseverança, o conhecimento, os encontros, a distância dos mal-intencionados, o afastamento dos que pretendiam explorar o momento cultural e político para seus próprios interesses egoístas e profissionais.

Quem, como eu, viveu em pessoa os acontecimentos daqueles anos, bem sabe quantas amarguras, desilusões, traições, ataques pessoais sofreu Federico; quem, como eu, aluno, colaborador e amigo, compartilhou e sofreu certas opções, conhece o compromisso humano e científico e sabe a longa estrada que ele percorreu, sempre lutando.

O livro, este livro, para o qual tive o prazer da primeira leitura e o afetuoso pedido de escrever uma apresentação, não constitui para mim uma surpresa particular; embora, devido ao seu trabalho, Federico esteja há anos longe da Itália e da Europa, tive sempre o prazer de encontrá-lo em suas rapidíssimas visitas a Nápoles, li suas publicações anteriores e tive a oportunidade de discutir com ele as linhas atuais de seu trabalho de pesquisa.

Nesta sua última obra, a mensagem mais incisiva e mais indiscutível é a síntese entre o psíquico e o biológico e a clareza ao considerar o ser humano como unidade indivisível de fisicalidade e história, de metabolismo e lembranças, de energia e pensamento, de vivências e transformações bioquímicas, de instintualidade e pulsionalidade, de regra e liberdade, até a síntese total que é a vida; tudo está relacionado e demonstrado com uma contínua concisão científica, com uma prosa austera, apesar de sucinta, mas sempre incisiva e precisa. Federico Navarro sintetizou o choque entre organicismo e psiquismo e demonstrou sobretudo que a metodologia da vegetoterapia conduz a um bem-estar psicossomático inexplicável por outras metodologias verbais e corporais ainda hoje usadas cientificamente; e, enfim, reconduziu a uma verdadeira medicina, interpretativa e terapêutica, a psicossomática, que finalmente aparece como a síntese da intervenção do terapeuta nos sofrimentos humanos.

Por tudo isso, nós, alunos, colegas e amigos de Federico Navarro, lhe somos gratos. Há muitos anos, ele nos indicou um caminho a percorrer; quem o compreendeu e o seguiu, esforçou-se para cumprir esse percurso; com este novo conjunto de pesquisas e intuições, ele nos dá entusiasmo e nos fortalece ainda mais em nossa fé na ciência.

Piero Borrelli

Introdução

Este livro nasce da elaboração, revisão e desenvolvimento dos conceitos expostos em *Evoluzione Stratificata*, de R. Balbi, *Somatopsicodinâmica, Caracterologia pós-reichiana* e *Metodologia da vegetoterapia caractero-analítica*, por mim publicados para confirmar a visão reichiana de psicopatologia inscrita no corpo do paciente.

Tendo presente que a "normalidade" é fruto cultural relacionado à norma de resposta estatística, deve-se assinalar que ela não significa "sanidade".

Na visão reichiana, o indivíduo sadio é aquele que alcançou a maturidade do caráter genital, quando sua carga energética circula sem obstáculos no corpo, cujo metabolismo é fisiológico.

Conquista difícil, mas possível, com a orgonoterapia.

O indivíduo "normal" apresenta uma caracterialidade (e/ou uma temperamentalidade) constituída por diferentes aspectos psicológicos estratificados; alguns dels, pórem, podem ser imaturos, mas se estiverem compensados, não prejudicam a saúde (física e/ou mental), como capacidade de autogestão e de adaptação.

Se, ao contrário, houver ou forem determinadas descompensações, verificam-se condições psicopatológicas e/ou equivalentes no plano somático, devido a alterações da circulação energética, que reduzem a expressão dos fenômenos vitais.

Não há dicotomia entre corpo e psiquismo, há uma unidade funcional, mas a interpretação dessa unidade acontece em termos místicos, ou mecanicistas.

Assistimos hoje ao fato paradoxal de a "psicologia" do homem "normal" ser levada em consideração apenas em sua parte clínica, quando se transforma em psicopatologia.

Isto significa que um comportamento "normal" (expressão da psicologia individual) esconde uma potencialidade psicopatológica que só precisa de terapia quando esta é conclamada.

As diferentes terapias, porém, colocam como objetivo reconduzir o indivíduo a "como" era antes de ficar "doente"; ou seja, não eliminam a potencialidade patológica.

Ao contrário, a orgonoterapia tem como projeto a transformação, o amadurecimento do indivíduo a um nível de funcionalidade energética melhor, eliminando a potencialidade patológica latente; ela atua no terreno biológico pessoal, para reduzir as manifestações patológicas que possam se manifestar quando os parâmetros no terreno ultrapassam determinado limiar, como é demonstrado pelo teste de Vincent e pelo teste do sangue de Reich.

O teste de Vincent (aplicado no sangue, na saliva e na urina) para medir os parâmetros do pH (estado magnético e equilíbrio ácido-básico) e da resistividade (estado da concentração eletrolítica) informa sobre a energia biológica individual, que se manifesta em quatro terrenos, em termos qualitativos:

1) *Terreno alcalino oxidado* — típico da psicose, do câncer, da AIDS, das moléstias sistêmicas e/ou degenerativas dificilmente curáveis: das doenças psicossomáticas, ou seja, biopatias primárias;

2) *Terreno ácido oxidado* — típico do *borderline*, de algumas neoplasias tratáveis, do HIV-positivo, do diabetes, obesidade secundária, alergia, hipertensão, asma, artrite reumatóide: doenças psicossomáticas, ou seja, biopatias secundárias;

3) *Terreno ácido reduzido* — típico da psiconeurose, da gastrite, até a úlcera, da angina pectoris até o infarto, das colites, cistites, hipertrofia da próstata, mioma: doenças somatopsicológicas; e

4) *Terreno alcalino reduzido* — típico das somatizações neuróticas: doenças somatopsíquicas. (Vale lembrar que o psicológico é límbico, o psíquico é neocortical! Vale lembrar também que pode haver doença da estrutura e/ou da caracterialidade.)

São indicadores preciosos da estrutura biológica individual e enfatizamos que é na estrutura que se implanta a caracterialidade do indivíduo. Caracterialidade não significa caráter — este é único e só se verifica quando maduro (Freud) e genital (Reich).

O teste de sangue de Reich informa sobre a carga dinâmica da energia biológica individual, e possibilita verificar o tempo de decomposição dos glóbulos vermelhos, que são notavelmente reduzidos nos indivíduos hiporgonóticos (isto é, com baixa carga energética). Esses dados biológicos permitem definir quatro estruturas segundo as quais os indivíduos podem ser classificados, e que se manifestam em quatro categorias:

1) Indivíduos com baixa carga energética e mal distribuída = hiporgonóticos-desorgonóticos (terreno alcalino oxidado), portadores de um núcleo psicótico que se instalou por estresse do medo durante a vida intra-uterina (que vai do período embrionário-fetal até o décimo dia após o nascimento).

2) Indivíduos com carga energética mal distribuída = desorgonóticos (terreno alcalino oxidado), portadores de um núcleo psicótico depressivo "coberto", que se instalou por estresse do medo durante o período neonatal (que vai do décimo dia após o nascimento aos 8-9 meses de idade); são os considerados *borderline*.

3) Indivíduos sem núcleo psicótico, para os quais o estresse do medo adveio durante a vida pós-natal (que vai da aquisição da neuromuscularidade intencional, no 9º mês, à puberdade), que apresentam carga energética excessiva e mal distribuída = hiperorgonóticos-desorgonóticos (terreno ácido reduzido). A hiperorgonia é devida à dificuldade de descarga energética na vida sexual, por causa do conflito edípico não resolvido (medo da castração = *psiconeurose*).

4) Indivíduos sem núcleo psicótico, para os quais o medo sobreveio durante a vida "pseudogenital" (da puberdade em diante), com carga energética adequadamente distribuída, mas em excesso = hiperorgonóticos (terreno alcalino reduzido). A descarga energética inadequada deve-se ao medo de atingir o orgasmo, expresso "culturalmente"; medo de morrer = a normalidade da neurose é o medo de não ser adequado para se realizar na vida!

Uma categoria à parte é a dos indivíduos com caráter genital, ou seja, maduro, com carga, distribuição e circulação energético-fisiológica (normorgnóticos, níveis fisiológicos de sanidade nos testes de Vincent e Reich) com potência orgástica.

É claro que essa classificação não é rígida, podendo tais aspectos ser encontrados de forma muito marcante e intensa, ou pouco marcante, pouco intensa; isto é, há formas de transição bem compensadas durante o desenvolvimento psicológico individual. Com base em minha expe-

riência clínico-social, a distribuição dessa classificação no contexto social dá-se, atualmente, da seguinte forma:
1) indivíduos com núcleo psicótico: 30%;
2) indivíduos *borderline*: 45%;
3) indivíduos psiconeuróticos: 20%;
4) indivíduos neuróticos: 4,9%.

O projeto clínico da orgonoterapia reichiana é transformar um indivíduo com núcleo psicótico em *borderline*, e este em psiconeurótico, que será ajudado a se tornar neurótico e depois genital.

Na relação terapêutica, a atitude, a postura do orgonoterapeuta com indivíduos com núcleo psicótico será de "um útero quente, acolhedor, protetor", que o paciente não teve. Para os *borderline*, o orgonoterapeuta assumirá a função da "boa mãe", para dar a *maternagem* que o paciente não teve. Para o psiconeurótico, o orgonoterapeuta será o genitor que não cria obstáculos às pulsões edípicas e permite viver o período edípico para poder superá-lo, eliminando os sentimentos de culpa ligados à conflitualidade e ao medo da castração. Para o neurótico, o orgonoterapeuta será o amigo solidário e tranqüilizador, que ajuda a viver e realizar a sexualidade genital sem medo do orgasmo; o amigo ao qual pode abandonar-se com serenidade e confiança. A experiência e a disponibilidade do orgonoterapeuta serão capazes de assumir essas funções durante o processo terapêutico. Para tanto, é, pois, necessário conhecer a *somatopsicopatologia orgonômica*, ou seja, a ancoragem corporal da psicopatologia.

Desejo agradecer aos drs. Gangemi, Petrauskas e Xavier pela colaboração à elaboração deste livro.

Federico Navarro

Generalidades entre psicologia e psicopatologia

Premissas anátomo-fisiológicas na vida intra-uterina

Se a psicopatologia pretende descrever — e o faz — a patologia da psique, é necessário ter uma base conceitual o mais clara possível na definição de psique.

A psique é o objeto de estudo da psicologia, e não podemos falar de sua patologia sem conhecer-lhe a fisiologia; e, uma vez que na formação da psique intervêm diversos fatores, é evidente que não pode haver, exceto teoricamente, uma definição-modelo para a psique. Sendo a psique um fenômeno individual, é muito difícil para o pesquisador da uma definição objetiva, devido à interpretação, sempre subjetiva, que damos à fenomenologia. Isso faz com que confinem os limites da psicologia da filosofia.

A psicologia do ser vivo (entendendo aí toda a matéria viva), como está hoje demonstrado por uma visão sistêmico-evolucionista da autoconsciência, não exclui — ao contrário — a possibilidade e a probabilidade de que tudo isso seja ainda um subsistema de um sistema maior, e isso, infelizmente, só leva a engrossar as fileiras do misticismo, quando é interpretado como fé irracional!

A única chave para deduzir a psicologia de um ser vivo é seu comportamento, e seu comportamento é sempre um movimento. Na base de todo movimento (do protozoário às galáxias) está implícito um fenômeno energético. No ser vivo, a densidade e a circulação energéticas são responsáveis pelo movimento-comportamento, que é também influenciado pelo campo energético circunstante. São sempre campos energéticos em um campo energético mais amplo.

Até pouco tempo, julgava-se que o protozoário tivesse uma "psique"; hoje pretende-se que até o elétron a tenha (Chailon-Zehail). É claro que, num enfoque sistêmico, os aspectos psicológicos aumentam e se diferenciam filogeneticamente e se apresentam diversamente em cada espécie e em cada indivíduo, em função das vivências ontológicas, responsáveis por atitudes e funções que, no curso da vida, podem modificar-se mais ou menos. No mamífero humano, o processo de formação da psique começa na concepção. É um processo biopsicológico que, se não chegar a um amadurecimento ótimo ao longo da vida, provocará as manifestações somatopsicopatológicas que descrevemos adiante. Os obstáculos ao amadurecimento psicológico são responsáveis por manifestações, por fixações com imaturidade psicológica, e tal imaturidade, se não for além de certo limite, será considerada, pelos critérios da norma de resposta estatística, dentro da "normalidade". É evidente que definir um indivíduo como "normal" não significa que ele seja "sadio".

O conceito de sanidade e, portanto, de saúde mental requer a presença de parâmetros ótimos convergentes, e isso explica como é difícil que ele se realize.

Os aspectos funcionais imaturos de um indivíduo podem ser o *locus minoris resistentiae* para a implantação de patologias ou, se ultrapassam determinado limiar, levam a manifestações que dizem respeito à psiquiatria. O que caracteriza a psique é o fenômeno emocional (*exmovere!*). (Sabemos hoje que até as plantas têm uma vida emotiva, isto é, reativa!)

A sensibilidade é a peculiar faculdade da matéria viva de reagir com um movimento energético (do centro para a periferia ou vice-versa) a cada estímulo externo. Em experiências realizadas na Universidade de Boulder (Colorado) com um microscópio eletrônico (de 10 metros de altura e 22 toneladas) foi observado que, no interior da célula viva, há uma rede trabercular formada principalmente de actina e miosina. Quando as condições ambientais se tornam negativas para a vida da célula (baixa temperatura, presença de determinadas substâncias etc.), esta se contrai, adotando uma forma esférica para reter melhor a energia necessária à sobrevivência. Se as condições negativas duram pouco tempo, a célula retorna sua morfologia primitiva; caso contrário, permanece esférica e, após certo período, morre.

Obviamente, se propõe a hipótese de que uma ou mais células em tais condições negativas, se estiverem num contexto celular mais amplo e em vias de desenvolvimento, não morrem, mas ficam englobadas, como sobreviventes. No decorrer da vida, eventos estressantes podem reativar a vitalidade dessas células deficitárias; para não morrer, elas se multiplicam desordenadamente (neoplasias!).

O instinto de conservação é, portanto, a característica de todo fenômeno psicológico, para obter uma homeostase válida. Nos protozoários, o fenômeno é do tipo reflexo e, à medida que progride o aspecto ontológico, o fenômeno vai se tornando mais complexo e diferenciado.

No mamífero humano, o encontro espermatozóide-óvulo, no momento da concepção, é uma junção de duas células, e já esses aspectos unicelulares são vetores de uma psique primordial, diferente de acordo com a densidade energética; a fusão energética é, então, um elemento basilar para o crescimento do embrião, assim como é importante o campo energético no qual irá se desenvolver.

Podemos dizer que o período embrionário é um período celular, que pode ser prejudicado por taras ou deficiências genéticas, por intermédio dos cromossomos (mongolismo, fenilcetonúria etc.) ou condições externas que dificultam a vida embrionária, especialmente por intermédio dos mecanismos endócrinos materno-embrionários que provocam alterações cromossômicas. Como assinalamos em *Somatopsicodinâmica*, a ação estressante sobre o embrião é principalmente determinada pela emoção do medo, que é o medo celular da morte. Tentativas de aborto, gravidez indesejada, intoxições ou emoções penosas da mãe atingem o embrião, alterando seu desenvolvimento funcional harmonioso, e determinando um grave estado de baixa energia vital (hiporgonia total).

Verifica-se, por conta de uma ou mais células, a mesma condição-situação observada nos experimentos de Boulder, ocasionando um abalo cuja repercussão evidencia-se morfológica, energética e funcionalmente na organogênese.

As funções enzimáticas são alteradas e o DNA recebe e envia mensagens distorcidas. O dano à psique embrionária é praticamente irreversível do ponto de vista terápêutico. É preciso assinalar que cada dano é causa de um mecanismo de defesa para a vida, que se manifesta com diversas patologias.

A psique no período fetal, igualmente fusional, pode ter seu desenvolvimento fisiológico alterado por condições estressantes intrauterinas, que atuam com mecanismos diferentes.

No desenvolvimento fetal, assistimos à formação do cérebro e do sistema neurovegetativo, no estágio trofo-umbilical.

É para o mamífero que, com o desenvolvimento do cérebro, pode-se falar em neuropsicologia, delineando melhor o vago termo "psicologia", que tão freqüentemente dá origem a confusões ou equívocos.

A neuropsicologia fetal é de tipo neuroendócrino e determina o nascimento do temperamento, condição neuroendócrina para assegurar a homeostase. Reportando-nos às pesquisas de Mac Lean, o cérebro humano é uma tríade: uma estratificação evolutiva em que foi conservado, filogeneticamente, o cérebro reptiliano, sobre o qual se desenvolveu e se sobrepôs o cérebro límbico, que por sua vez foi coberto pelo neocórtex, último e atual produto da ontogênese, mas ainda em evolução no sentido de um neo-neocórtex. O cérebro reptiliano do homem é aquele localizado nos núcleos da base; nele residem todas as funções vitais instintivas e está ligado às manifestações da psique concernentes à territorialidade, à caça, ao acasalamento, à hierarquia, aos automatismos e estereótipos. Ele é responsável pelas dificuldades em se separar das condições precedentes e pela assunção de comportamentos costumeiros e reiterados, pela volta repetida ao mesmo lugar. É o responsável pelo comportamento crítico e ritualístico das cerimônias religiosas, legais e políticas!

Esse cérebro, na filogênese, foi sendo recoberto por uma camada primitiva, que é o cérebro límbico, existente em todos os animais de sangue quente, que precisam de homeotermia. Com o advento do límbico, apareceram comportamentos emotivo-afetivos, ligados ao "sentir ou experimentar", ao cuidado e chamado da prole, por meio de sons específicos (início da fonação).

No homem, ele tem as mesmas funções que nos animais, é a localização principal da memória (circuito de Pape) e o fulcro individual da luta pela vida, da sobrevivência, da autoconservação e da atividade sexual ligada a uma descarga energética que seja fonte de prazer, e não apenas da reprodução.

É responsável pelos aspectos de "luta" presentes nas funções alimentares ou de acasalamento, pelo medo ou pela raiva, pela tristeza ou pela alegria. São esses os dois cérebros "animais" do homem, mas eles não dispõem das estruturas nervosas necessárias à comunicação, por meio do significado da linguagem.

Além disso, o cérebro límbico recebe sobretudo mensagens do interior do corpo, e por isso já foi definido como "visceral"; é portanto responsável pela cenestesia. Ele é conectado aos núcleos da base, à hipófise e ao neocórtex.

Após cerca de dois milhões de anos, a filogênese deu outro salto evolutivo, com o advento do neocórtex (*neopallium*), característico do homem e, em medida limitada, de alguns primatas (em particular, o chimpanzé). É o neocórtex que permite a visão tridimensional, ligada à postura ereta, a partir da qual o homem é definido como um mamífero óptico (um terço das nossas vias nervosas pertencem aos olhos!). É esse "terceiro cérebro" que possibilita a dimensão espaço-temporal, do antes e depois, da historicidade, da relação de causa e efeito, bem como a capacidade da leitura e da escrita, da arte, da lógica, da matemática, da consciência.

É função do neocórtex alcançar os estágios de consciência, por meio da reflexão, da abstração. Encontramos nele a sede da inventividade (que não é o mesmo que criatividade, que nasce da harmoniosa integração funcional dos três cérebros!), do saber, da crítica, da análise, da síntese, da decisão e dos processos de metacomunicação.

As etapas de amadurecimento desses três cérebros determinam a formação do Eu; alterações no amadurecimento levam ao falso-Eu (Winnicott); o amadurecimento está condicionado pela carga energética fetal e pelo contato do campo energético fetal com o campo materno, definido como primeiro campo energético. Podemos, portanto, ter diferentes predominâncias funcionais nos três cérebros, levando, por ocasião do nascimento, a diferentes predominâncias no psiquismo.

Esses três cérebros deveriam ser uma única entidade funcional, por meio de uma integração harmoniosa, mesmo tendo cada um deles sua inteligência própria, sua memória própria, sua resposta própria aos estímulos, com atividades motoras específicas.

A organização funcional está proporcionalmente ligada ao estado energético fetal específico. Condições de energia vital baixa e/ou mal distribuída dispõem a uma estrutura hipogonótica-desorgonótica. Insistimos em que as considerações sobre o estado energético são fundamentais não somente para o diagnóstico, mas também para o prognóstico ligado a um projeto terapêutico. O desenvolvimento do sistema nervoso vegetativo permite observar que, se no período embrionário o mecanismo de defesa contra o estresse nocivo é celular, no período fetal a resposta defensiva é mais complexa e mais específica. O feto defende-se do estresse (do medo!) ativando o sistema neurovegetativo do ortossimpático, que responde com uma hiper-secreção de adrenalina, com um mecanismo de contração de todo o organismo, de fechamento para o exterior; não havendo mobilidade, assiste-se a uma pseudoparalisia da motilidade, que bloqueia a circulação plasmático-energética normal.

A contração impede o ritmo da pulsação plasmática, favorecendo somente a descarga energética e provocando, em vários níveis do corpo, uma hiporgonia de tipo desorgonótico.

É oportuno, neste ponto, lembrar a "divisão" do corpo em sete níveis, proposta por Reich:

1º nível: ouvidos, olhos, nariz (telerreceptores, interpretação);
2º nível: boca (oralidade, depressividade);
3º nível: pescoço (narcisismo, defesa narcísica, autocontrole);
4º nível: tórax (identidade biológica, ambivalência);
5º nível: diafragma (masoquismo, ansiedade);
6º nível: abdômen (compulsividade, analidade); e
7º nível: pélvis (genitalidade, superego, histeria).

Os níveis são contíguos e contínuos no aspecto funcional-energético, e portanto se ressentem da respectiva carga energética.

A energia necessária à sobrevivência tende a acumular-se no cérebro reptiliano (*R-complex* de Mac Lean — Reich falava em estase energética na base do cérebro), para assegurar o funcionamento dos núcleos vitais da base.

Assiste-se a um deslocamento energético para o alto da zona umbilical (o próprio cordão umbilical, contraído pela simpaticotonia, bombeia menos energia da placenta) e desse modo esta zona (definida por Ferri como "a primeira grande boca") fica hiporgonótica. Isso é confirmado pela clínica orgonômica, quando fala de bloqueio do primeiro nível (ouvidos, olhos, nariz), hiperorgonótico, e em bloqueio hiporgonótico do diafragma (5º nível). O feto, assim como ocorre com o embrião estressado, perde o "contato" com o organismo que o hospeda (o útero, a mãe!) e reduz seu campo energético.

É esta a condição fundamental para que se instaure um núcleo psicótico intra-uterino: baixa carga, baixa densidade, campo energético limitado e grande dificuldade de contato consigo e com os outros. Tudo isso, obviamente, altera o desenvolvimento e o amadurecimento fisiológicos da psique, no recém-nascido estressado em sua fase trofo-umbilical. O que pode acontecer com ele na vida extra-uterina será descrito adiante.

Generalidades entre psicologia e psicopatologia psiquiátrica

Premissas anátomo-fisiológicas na vida neonatal

Como assinala R. Balbi, em seu *Evoluzione Stratificata*, o desenvolvimento filogenético, ontogenético e existencial do ser humano e das suas manifestações psíquicas caracteriza-se pela repetição de condições de separação-chegada.

Da separação inicial do óvulo e do espermatozóide de seus respectivos "produtores", assistimos à chegada ao óvulo fecundado, que por sua vez "chega" à formação do embrião. O embrião "chega" ao seu aninhamento, para depois poder "separar-se" e então chegar à condição trofo-umbilical, que é a premissa para "chegar" à formação fetal. Com o nascimento, assiste-se à separação do feto do útero, para chegar à condição neonatal. Deve-se ressaltar a importância, para um desenvolvimento psicoorgânico saudável, de "como" se realizam as condições de separação-chegada. Todos os eventos pertubadores dessas condições são elementos etiológicos do desenvolvimento psicofisiológico inadequado, e comportam aspectos deficitários, de maior ou menor vulto, no amadurecimento da psique. Pode haver uma separação inadequada, assim como uma chegada inadequada. Os aspectos deficitários podem evoluir para a patologia. O período neonatal, o período simbiótico (filho e mãe), se vivenciado de modo frustrante, provoca, como veremos, o aparecimento de um núcleo psicótico neonatal extra-uterino. O período neonatal vai do 10º dia a contar do nascimento, ao 8º-9º mês, isto é, quando estará completando o desenvolvimento ósseo-muscular da mandíbula, implicando, fisiologicamente, o início da função intencional dos músculos massétes para a mastigação. É, portanto, por volta do 9º mês que assistimos à passagem do recém-nascido à motilidade intencional, em conseqüência de uma mielinização adequada das fibras nervosas (e de uma *maternagem* satisfatória, e *holding*). É outra separação-chegada. Antes de prosseguir, será oportuno determo-nos no momento de separação-chegada constituído pelo parto.

Podemos definir os indivíduos que vêm à luz com um núcleo psicótico intra-uterino como "paridos", mas não como nascidos. E isso vale também para os nascidos "bruscamente", de parto cesáreo, e para os recém-nascidos colocados em incubadora. Nascer significa, em condições ótimas, separar-se natural e fisiologicamente do útero, de maneira não-violenta (Leboyer) e, como acontece com todos os outros mamíferos, ficar em contato com o corpo quente da mãe para poder pegar (mais uma chegada) o mais breve possível o peito e sugar (mesmo se ainda não houver leite, isto produz secreção de oxitoína!). A separação do parto exige uma chegada rápida, porque o estresse do medo de abandono, durante os dez primeiros dias do "nascimento", impede a integração funcional dos cinco sentidos, e isso também provoca a instalação de um núcleo psicótico. Reich considera os primeiros dez dias de vida ainda como período intra-uterino. Parto por cesariana e por fórceps deveriam ser excepcionais. Para evitar a instalação de um núcleo psicótico no período neonatal é preciso que a mãe satisfaça as necessidades simbióticas do filho e não as dela! Isso significa que a regra de amamentar a cada três horas é uma medida antifisiológica absurda! O recém-nascido deve sugar sempre que precisar!

A amamentação fisiológica humana deve prolongar-se até o $8^{\underline{o}}$-$9^{\underline{o}}$ mês, quando se completa o desenvolvimento das mandíbulas para a função de mastigação. Isso implica que o desmame prematuro e brusco provoca, como indicaremos, alterações na formação de uma psique saudável, criando um núcleo psicótico distímico (*borderline*). O desmame tardio tem o mesmo efeito negativo, porque cria uma falsa necessidade de dependência simbiótica.

É oportuno lembrar que há no leite materno anticorpos que o recém-nascido ainda não pode produzir, e ácidos graxos insaturados, indispensáveis à mielinização do sistema nervoso! A amamentação é fundamental para adquirir a função de acomodação e convergência ocular (Spitz), prevenindo a miopia, o estrabismo, a hipermetropia; um desmame fisiológico não antecipa "patologicamente" o fenômeno de estranhamento (que ocorre aos 8-9 meses, como descreveu Spitz) e permite uma realização fisiológica do movimento de lateralização dos olhos, e isso evita que se instaure o medo de "olhar" ou "ser olhado" e de um núcleo depressivo coberto pela raiva (*border-line*); por ocasião do nascimento o recém-nascido tem um temperamento (base endócrina) já existente no período neonatal, que, portanto, pode sofrer alterações (não apenas durante uma vida intra-uterina difícil, mas também por causa de um mau aleitamento ou desmame). É sobre o temperamento que irá se construir a caracterialidade ou o caráter. O caráter maduro (genital) será capaz de administrar o temperamento! O temperamento tem por função preservar a homeostase.

O desmame é também uma condição de separação-chegada. O estresse durante os dez primeiros dias de vida será ilustrado mais detalhadamente quando tratarmos da melancolia.

Generalidades entre psicologia, psicopatologia e psiquiatria
Premissas anátomo-fisiológicas na vida pós-natal e pseudogenital

É com a passagem da motilidade à mobilidade (outra separação-chegada!) que têm início as funções neuromusculares ativas, responsáveis pela formação da caracterialidade ou do caráter, que desse modo se sobrepõe ao temperamento. Neste momento começa o período pós-natal: o recém-nascido passa do campo energético materno ao da família e responde neuromuscularmente aos estresses emocionais provocados pelo ambiente. Passa assim do primeiro ao segundo campo energético.

É nesse período que se completa a mielinização das vias nervosas oculares e com isto se torna madura a função visual, realizando o ser humano como animal óptico. No período pós-natal, acontece a estruturação da caracterialidade, mesmo se o indivíduo for portador de um núcleo psicótico intra-uterino e/ou neonatal; nestes casos não haverá uma genuína caracterialidade, mas uma cobertura caracterial, como descrevi em *Caracterologia pós-reichiana*. Nesse período, o amadurecimento caracterial geralmente é obstaculizado pelo atual tipo de educação, que é repressiva e não expressiva, impedindo o amadurecimento caracterial em caráter genital, e faz com que haja, em vez de uma sanidade psicofísica, uma "normalidade" psiconeurótica ou neurótica da caracterialidade. A "normalidade" é uma condição precária, que as experiências existenciais frustrantes podem perturbar, provocando desequilíbrios, que se manifestam com aspectos patológicos, sejam eles psicológicos ou biológicos (orgânicos!). No período pós-natal, assiste-se ao desenvolvimento da linguagem, como comunicação sucessiva à fase do contato. Do ponto de vista psicológico, isso significa que um bom contato é a premissa para uma boa comunicabilidade; contrariamente, temos a instauração de uma psicopatologia com aspectos quantitativos e qualitativos cuja intensidade será mais ou menos marcante, com a instalação de um pseudocontato e dificuldade de comunicação (*borderline*).

É nesse período que o indivíduo vivencia aquilo que a psicanálise chama de fase anal, mas que definiremos como período anal, por não ser ele de natureza biológica, mas cultural, a chamada "*educação dos esfíncteres*". As fases são biológicas e os "períodos" são culturais. Na fase neonatal estrutura-se o narcisismo primário (não o primordial, que é expressão do instinto de conservação natural!) e no período pós-natal estrutura-se o narcisismo secundário. O narcisismo é precursor da descoberta da identidade biológica (macho ou fêmea). O narcisismo secundário é determinado pelo estresse do medo, decorrente do medo da castração, e a identidade do eu pode ser exagerada (egoísmo, ideal do eu) ou deficitária (ambivalência sexual). É evidente o que resulta no plano psicológico e/ou psicopatológico! Situa-se no período pós-natal a chamada primeira fase parental, de Ferri, e a entrada no período "edípico".

Como assinalou Reich, o período edípico comporta uma problemática que o indivíduo resolverá mais ou menos bem antes de entrar na puberdade (período pseudogenital). A solução válida para a fase edípica abre a porta para a maturidade caracterial, ou seja, para o carárter genital; uma solução edípica precária ou inválida se tranforma em um complexo edípico, provocando características psiconeuróticas da personalidade.

O período pós-natal deve ser prolongado por certo tempo para que se realize a chegada ao campo social (3º campo energético, período pseudogenital). Esse lapso de tempo, que a psicanálise chama de período de latência, pode ser a base para a instauração de algumas psicopatologias, se o amadurecimento sexual-genital for obstaculizado por uma educação sexo-repressiva e moralista (a masturbação é um fenômeno fisiológico em todos os animais de sangue quente, para descarregar o excesso de energia vital, que se manifesta com a excitação; caso contrário, a excitação transforma-se em agitação!). Uma característica determinante da educação atual é o estímulo à competição (esportes, inclusive as olimpíadas!), à ambição, ao carreirismo (o primeiro da classe!). A transmissão de pseudovalores, que levam a confundir o conceito de potência com o de poder, o de dignidade com o de orgulho, a exaltação consumista da vaidade e a proposta do supérfluo como "necessário", agravam as instâncias psicopatológicas de uma caracterialidade imatura! É nesse período que os estresses existenciais (sempre baseados no medo!) instalam os aspectos da psicopatologia psiconeurótica; em última análise, é a ameaça de "castração" (ameaça ou violência real ou fantástica!) pelo progenitor do sexo oposto que impede as pulsões edípicas dos filhos.

Portanto, as manifestações psiconeuróticas têm origem no período pós-natal, se vivido emocionalmente de tal modo que afete um desenvolvimento psicoafetivo saudável, devido à presença do complexo edípico.

A fenomenologia psiconeurótica pode cobrir a existência de uma psicopatologia intra-uterina ou neonatal, provocando a chamada caracterialidade de cobertura.

No período pós-natal (do desmame à puberdade), como já exposto, pode-se identificar o nascimento das manifestações psiconeuróticas, mas é a partir da puberdade e pelo resto da vida que, se não se chegar à maturidade do caráter genital, encontramos o aparecimento de manifestações neuróticas.

Cabe dizer também que a neurose pode cobrir uma presença psicopatológica intra-uterina ou neonatal, ou seja, ser uma caracterialidade de cobertura.

A neurose nasce de condições emocionais, existenciais, vivenciadas após a puberdade. Uma neurose "pura, genuína", é a melhor expressão da atual "normalidade" hodierna, porque exprime uma condição de pseudogenitalidade, que é a "antecâmara" da genitalidade. A superação de uma "verdadeira" neurose leva ao caráter maduro, genital, capaz de potência orgástica (é o verdadeiro caráter, que por razões históricas e socioculturais é atualmente quase impossível achar no âmbito da humanidade).

A condição neurótica (o termo "condição" implica um fenômeno dinâmico; o termo "situação" sublinha um fenômeno estático, no sentido de estável!) é, em todo caso, sempre atual e ligada à ansiedade e ao medo de viver, isto é, de não poder realizar uma vida satisfatória, completa. São casos (quando não são de cobertura!) que estão muito perto da genitalidade, que apresentam, no fundo, o medo de abandonar-se ao orgasmo, em um "dar-se" genuíno ao parceiro no abraço amoroso. O impedimento deve-se à ansiedade que um masoquismo autodestrutivo provoca, originário de instâncias superegóicas muito freqüentes, nascidas do ambiente sociocultural.

As manifestações, as sintomatologias das neuroses atuais são de tipo reativo, limitadas no tempo e decorrentes de determinadas condições existenciais; às vezes, apresentam componentes de conversão histérica, como algumas somatizações! Isto leva a supor que, para além da psiconeurose histérica (ligada às sensações de culpa do complexo edípico), há uma neurose atual de tipo histérico, uma pseudo-histeria ligada ao sentimento de culpa do "dever" ou moralistas que ativam a ansiedade masoquista ligada ao diafragma, como descrito em *Caracterologia pós-reichiana*.

O verdadeiro neurótico, aquele "genuíno", geralmente não vai à terapia (a menos que seja informado sobre o significado da potênica orgástica!), e isso que é um mal, porque uma terapia eficaz pode facilmente transformá-lo num indivíduo capaz de ter "caráter", isto é, condição existencial madura, genital!

As diferentes manifestações clínicas de uma neurose atual estão ligadas aos estresses que desencadeiam, mas não determinam, a sintomatologia. Para concluir este capítulo, deve-se assinalar que o estresse de medo apresenta diferentes aspectos nas várias épocas do desenvolvimento psicoafetivo de um indivíduo, aspectos que determinam condições diversas na formação da psique:

1) *Núcleo psicótico intra-uterino* — provoca o medo de desintegrar-se, de desaparecer, de morrer;

2) *Núcleo psicótico neonatal* (borderline) — provoca o medo de não poder sobreviver;

3) *Condição psiconeurótica* (*pós-natal*) — provoca o medo de não poder viver; e

4) *Condição neurótica* (*pós-púbere*) — provoca o medo de viver uma vida insatisfatória, de não se realizar!

Eu e não-eu (o outro)

Por volta do 4º-5º mês da vida fetal, delineia-se um eu fetal, um eu existente, mas que não é ente, capaz de reagir aos estímulos auditivos e luminosos, capaz de sonhar, capaz de uma atividade motora reativa. O feto caracteriza-se por uma predominância auditiva sobre a óptica. É capaz de ouvir (não de escutar), de ver (não de olhar). Com o nascimento, a predominância auditiva cede lugar à predominância óptica, realizando o mamífero humano como mamífero óptico.

É interessante notar que os mamíferos, diversamente do homem, não apresentam distúrbios visuais, afora a catarata, que leva a distúrbios visuais em conseqüência do enevoamento do cristalino, e a hipermetropia fisiológica dos eqüinos, talvez ligada à disposição anatômica dos olhos; acrescente-se que a rotação intencional dos olhos é peculiar ao ser humano, e tem nele um significado fundamental, expressão da postura ereta, necessária para orientar-se no tempo e no espaço. O recém-nascido humano, ao nascer, vê, mas não olha.

Ele precisa de um ponto de referência no qual possa fixar o olhar, que é um passo para aprender a olhar: este ponto de referência deveria ser o vulto da mãe!

O isolamento após o nascimento dá origem ao astigmatismo. A presença do vulto materno torna-se indispensável quando, na amamentação, ele será capaz de conseguir a acomodação e a convergência. Uma amamentação psicofisiologicamente deficitária, na acepção mais ampla do termo, é a causa de miopia, com sua deficiência de acomodação-convergência. A acomodação e a convergência permitem distinguir um eu de um não-eu, que é o vulto materno. Nasce assim a faculdade de "descobrir" o outro e a si mesmo. Esta faculdade desenvolverá o potencial emotivo, que induzirá ao nascimento do eu, o desenvolvimento da identidade e, depois, da individualidade. Assistimos assim à premissa da formação do superego, ligado às mensagens provenientes do outro (o não-eu). O eu é, portanto, a expressão do si, ou seja, do nosso núcleo biológico energético, definido pela estrutura, o terreno individual. A faculdade de olhar evolui com o desmame, provocando a função de "olhar" ou de "olhar-se", que pode ter conotações psicopatológicas se esta função for exacerbada e cronicizar-se devido a um desmame psicologicamente deficitário, determinando, muito freqüentemente, o surgimento da hipermetropia.

São essas ancoragens oculares que provocam os distúrbios visuais ligados a determinada caracterialidade, com claras conotações psicopatológicas. A presbiopia (vista cansada) também é um distúrbio visual, mas não está relacionada, senão indiretamente, com o outro (o não-eu); é um distúrbio visual que decorre de condições psicológicas individuais, de uma vivência emotiva perturbada pela ansiedade perante a dimensão espaço-temporal. A presbiopia tem sua origem primitiva em uma dificuldade na separação do período neonatal, para chegar, no período pós-natal, à passagem da motilidade à mobilidade. Apesar do que diz a medicina oficial, nem todas as pessoas sofrem "fisiologicamente" de vista cansada depois dos 40 anos!

A chegada à aquisição da postura ereta amadurece a função visual do ser humano (animal óptico, porque um terço de suas fibras nervosas pertencem aos olhos!), permitindo-lhe a rotação intencional dos olhos e, assim, a integração do espaço-tempo. Essa integração se realiza no nível do eu (ou seja, do corpo, pois, como observava Nietzsche, o eu é o nosso corpo!). Determinando a aquisição 1) da visão tridimensional, ou seja, de panorâmica (como nos animais) a estereoscópica; 2) do antes e depois, isto é, da historicidade; 3) do esquema corporal; 4) da prospectiva; 5) da previsão; 6) da antecipação; 7) dos nexos causais; 8) do campo da consciência; 9) do protagonizar a própria vida; e 10) de possuir um eu, função expressiva do si.

Tudo isso comporta uma consideração importante: que os estágios visuais perinatais e neonatais estão ligados à dinâmica do ter, ao passo que, com a entrada na fase pós-natal, a visão é função da percepção ligada à dinâmica do ser! Não é por acaso, então, que na sistemática metodológica da vegetoterapia caractero-analítica, por mim proposta, é dada particular ênfase ao "trabalho com os olhos". O que foi dito antes permite compreender a importância da dialética eu/não-eu (o outro), não apenas devido à interferência dos campos energéticos individuais, mas também às impressões determinantes provocadas pela troca de mensagens na dinâmica da comunicação. A aquisição da função visual madura é sempre dificultada por condições de imaturidade cerebral, que podem ser evidenciadas por um eletroencefalograma. Infelizmente, é muito freqüente obter um relatório de "EEG dentro dos limites normais"! Não é preciso que o EEG seja disrítmico ou francamente patológico para confirmar que a neurotransmissão cerebral está perturbada. Tais casos poderão realmente beneficiar-se com a administração de gaba, piridoxina, triptofano etc. EEGs com ondas de baixa amplitude, irregulares, com "raro" aparecimento de ondas anômalas etc., são conseqüência de má gestação, de trabalho de parto difícil, de corte precoce do cordão umbilical (acarretando no recém-nascido uma perda de 300 g de sangue!), de parto cesáreo desnecessário, de parto prematuro acompanhado de "abuso" de incubadora, de *maternagem* deficiente etc. É por isso que considero indispensável uma leitura séria do traçado eletroencefalográfico quando houver, na anamnese de um paciente, os elementos mencionados ou quando o paciente apresentar dificuldades para realizar "trabalho com os olhos".

Principais manifestações psicopatológicas

Antes de descrever as diferentes psicopatologias e suas respectivas ancoragens corporais, é oportuno esclarecer as principais manifestações de uma psicopatologia, a saber: *alucinações*; *pseudo-alucinações*; *delírios*; *angústia e ansiedade*; e *crises psicopatológicas.*

Alucinações — são o sintoma característico de uma condição psicótica aguda em indivíduos jovens, ou tendem a ser um sintoma crônico, especialmente quando a manifestação psicótica aparece em plena idade adulta ou em idosos.

Esse sintoma é um distúrbio da percepção-apercepção, devido a uma alteração na sensibilidade das vias sensoriais. Essas percepções falsas podem ser auditivas, visuais, táteis, olfativas, gustativas; são distúrbios ligados ao 1º e 2º níveis do corpo, inclusive o tato, que também é nosso cérebro periférico, como demonstra a própria origem embrionária.

Do ponto de vista energético, é determinante, na gênese das alucinações, a condição neuromuscular (Buscaino): uma condição hiperorgonótica, por excesso de energia bloqueada e estagnante deve ser descarregada e o sintoma alucinatório é uma tentativa disso! (Vale a pena lembrar que cada sintoma é sempre um mecanismo de defesa do organismo!)

Como já dissemos, no período intra-uterino encontram-se as causas originárias do núcleo psicótico, e diga-se já que, afora o autismo, de origem embrionária (e, portanto, irrecuperável!), isso significa que, ao nascer, o indivíduo apresenta uma estrutura energética de tipo psicótico, mesmo não sendo psicótico!

Durante a vida, porém, o núcleo psicótico pode "explodir" e exprimir-se como psicose.

A psicose, em suas várias manifestações, que serão descritas adiante, caracteriza-se pela presença de alucinações e/ou do delírio. Segue-se uma panorâmica das diversas alucinações:

Alucinações visuais — os objetos são vistos aumentados ou diminuídos, deformados, coloridos, em movimento. Podem haver visões terrificantes, visões de animais ou figuras humanas grotescas, de formas inusitadas, ameaçadoras; visões que podem aparecer ou desaparecer repentinamente!

Alucinações auditivas — sons e ruídos inauditos, vozes de proveniência invisível, ameaçando, condenando, interrogando, insultando. O indivíduo pode sentir seus próprios pensamentos como se fossem expressos em voz alta! Às vezes, as "vozes" são sussurradas e podem assustá-lo repentinamente!

Alucinações olfativas — cheiros de enxofre, fétido, de fumo.

Alucinações gustativas — os alimentos têm sabor diferente, são insípidos ou muito salgados, ou amargos ou azedos. Tais sabores podem ser sentidos até com a boca vazia!

Alucinações táteis — rápidas percepções térmicas e sensações musculares (os objetos são pesadíssimos ou muito leves; o corpo voa ou afunda; o indivíduo acredita que se move, mas está imóvel; julga falar, mas está mudo). Alguns indivíduos se sentem petrificados, esvaziados, encurralados ou como que de vidro! Outros sentem-se deformados, puxados por fios, inchados, distorcidos, transformados!

As alterações da percepção que resultam em alucinações são vividas pelos indivíduos como fenômenos normais, nunca criticados ou postos em dúvida: o indivíduo acredita na percepção de um objeto ou de uma situação externa, enquanto tal realidade não está presente!

Pseudo-alucinações — são experiências sensoriais do mesmo tipo das alucinações, mas o indivíduo está cônscio de que elas não têm realidade externa. São visões "fantásticas" favorecidas pela vontade do indivíduo, mas criticadas como falácias. Elas aparecem em condições depressivas muito intensas.

Delírio — é uma interpretação da realidade com significados completamente distorcidos. O delírio é uma percepção delirante, pois à percepção real é atribuído um significado anormal, caracterizado por auto-referência. O delírio pode ser precursor da chamada "mudança medrosa" como sintoma inicial da psicose. O delírio é uma visão e uma interpretação "subjetiva" da realidade, e, portanto, sua ancoragem corporal reside no 1º nível. São falsos juízos, defendidos com certeza absoluta, a ponto de não serem influenciados por nenhuma refutação sobre a impossibilidade de seu tema.

Chama-se delírio sistematizado quando o conteúdo é estável; quando ele é fragmentário, há um delírio elementar. Em relação ao estado de consciência, um delírio pode ser lúcido ou confuso. Um delírio confuso deve-se, quase sempre, a um dano orgânico do cérebro. Os conteúdos do delírio variam com temas de culpa, perseguição, auto-acusação, negação, transformação, grandeza, ciúme, idéias hipocondríacas, místicas, religiosas, políticas, filosóficas, pseudocientíficas.

O sintoma de delírio aparece nos estados paranóides, paranóicos, parafrênicos. Às vezes, são deliróides, isto é, síndromes delirantes reativas. A passagem ao delírio é determinada por angústia psicótica, devida ao medo aterrorizante de aniquilamento, estraçalhamento, de perder referência de tempo, de despersonalizar-se. Do ponto de vista energético, é uma contração contra a dispersão, mais do que contra a expansão.

São indivíduos hiporgonóticos, nos quais a carga energética concentra-se na base do cérebro (1º nível) para assegurar sua sobrevivência, e assim as alucinações e o delírio são tentativas extremas de ter uma realidade à qual referenciar-se.

Nesses casos, o neocórtex e o cérebro reptiliano funcionam independentemente, sem conexão e integração do límbico, que fica "de fora", cortado (*schizo*). Isso dificulta ou impossibilita o contato e a comunicação terapêutica, e por isso é necessário recorrer a psicofármacos que interrompam a dispersão energética e permitam ao paciente um mínimo de contato e comunicação, para "entrar" em terapia (vegetoterapia); esta deve ser complementada com recursos energéticos convergentes (vitaminas, oligo-elementos, dieta, homeopatia, uso do acumulador, do cobertor orgônico!).

A estrutura dos delírios crônicos são três:

Delírio paranóide fragmentário — com dissociação ideativa, incoerência e discordância ideo-afetiva, provocando reações comportamentais ou emotivas pouco adequadas ou inadequadas ao tema do delírio.

Delírio paranóico sistematizado — com integridade das funções, exceto pelo juízo errôneo sobre a realidade, o que provoca reações comportamentais e emotivas relacionadas ao tema do delírio e por ele profundamente influenciadas. Podemos incluir aqui o delírio hipocondríaco.

Delírio parafrênico — pouco sistematizado, com pouca influência sobre o comportamento global, e reações comportamentais e emotivas menos constantes e menos vívidas!

O *delirium tremens* é devido à intoxicação crônica por álcool, e pode aparecer como fenômeno de abstinência; apresenta confusões e alucinações; tem duração limitada.

Ansiedade e angústia — estes dois termos são sinônimos na nosografia anglo-saxônica, mas na neolatina são conceitos distintos. Consideramos útil essa distinção, tanto do ponto de vista energético como do somatopsicológico, inerente à integração soma-psique, e do clínico. As observações e a pesquisa de W. Reich e de seus discípulos (pós-reichianos) confirmam que a circulação energética no organismo humano, quando vai livremente da cabeça aos pés e retornando, provoca uma condição de boa saúde; a inversão da circulação energética ou sua estase em alguns níveis corporais provoca manifestações patológicas. Como a ansiedade e a angústia são sintomas patológicos, isso significa que há um distúrbio na circulação energética do indivíduo e, portanto, condições de bloqueio energético em um ou mais níveis do corpo.

Partindo de baixo para cima no organismo, encontramos primeiramente a *ansiedade*, que, para nós, exprime uma condição de bloqueio energético ao nível do diafragma. O bloqueio diafragmático manifesta-se como hipertonia crônica da musculatura, que se apresenta espástica por ocasião das crises de ansiedade. A sintomatologia da ansiedade (manifestações de medo) nos conduz a sua etiopatogênese.

O indivíduo ansioso vivencia uma condição psicológica de "expectativa" e uma condição de alarme, aguda ou crônica, que pode ser consciente ou inconsciente.' Schneider fala de uma ansiedade motivada e de uma ansiedade desmotivada, ao passo que o medo seria motivado, isto é, reativo. Não concordamos com essas definições, uma vez que a característica da vitalidade é a reatividade e que todas as emoções, dentre as quais a ansiedade, sempre são reativas.

Vale a pena reiterar o que já assimilamos em *Somatopsicodinâmica*: sendo a ansiedade um medo internalizado (Freud), é preciso avaliar a densidade e em qual nível corporal ela está ancorada. Este último parâmetro dá a possibilidade de diferenciar a sintomatologia. A fisiopatologia da ansiedade implica sua ancoragem somática no diafragma. O indivíduo ansioso tem dificuldades respiratórias, respira superficialmente e mal, provocando má oxigenação dos tecidos; o bloqueio funcional do diafragma é responsável pela sensação de opressão torácica (aperto), pela palpitação e pela taquicardia.

O diafragma é bloqueado na inspiração e a expiração é mínima. Se esse bloqueio da energia muscular do diafragma aumentar, a energia tenderá a estagnar para cima, e isto envolverá o plexo solar, desencadeando os sintomas neurovegetativos e a agitação típicos da *angústia*. A angústia (do latim *angustia*, condição de *angor* = restrição, aperto) é então a manifestação da impossibilidade de a energia circular para baixo do corpo.

Parece-nos que a posição cultural existencialista, que pretende que a ansiedade e a angústia são características imanentes do ser humano, refere-se unicamente ao atual momento histórico da humanidade.

A humanidade atual é afligida pela ansiedade, mas isso é uma conseqüência sociocultural e não uma situação biológica natural. É como a diferença na interpretação do masoquismo segundo Freud e segundo Reich!

Desde que os diversos tipos de caracterialidade estão ligados às diferentes condições energéticas de um indivíduo, as condições de ansiedade e/ou de angústia serão diferentes de indivíduo para indivíduo, especialmente se for também considerado o aspecto temperamental de cada um. A angústia psicótica é devida ao terror ou ao pânico ancorado no 1º nível, diferente da angústia (típica dos indivíduos *borderline*) que tem como ancoragem corporal, principalmente, a boca (2º nível) e o pescoço (3º nível).

Do ponto de vista da circulação energética, deve-se dizer que a ansiedade permite uma descarga parcial da energia, enquanto a angústia ou não permite a descarga, ou descarrega a energia nos níveis superiores, aumentando a condição de bloqueio.

Portanto, é útil distinguir as diferentes formas de angústia e ansiedade: angústia depressiva; angústia de separação; angústia somatizada; angústia fóbica; angústia objetal; angústia oral; angústia orgânica; angústia psicogênica; ansiedade de castração; ansiedade de exame; ansiedade dramatizada; ansiedade de base; ansiedade histérica; ansiedade neurótica; ansiedade reativa; ansiedade uretral e ansiedade sinalizadora.

Crises psicopatológicas — em certos casos, o comportamento psicomotor pode apresentar distúrbios como os "impulsos", que são atos irreprimíveis, repentinos, fogem ao controle do indivíduo; ao contrário, os atos impulsivos obsessivos são aqueles que explodem apesar da rejeição consciente do indivíduo e, freqüentemente, esses comportamentos "inevitáveis" têm para o indivíduo significado mágico ou simbólico.

Outros tipos de crises psicomotoras são os tiques, a gagueira, a enurese etc., que exprimem a hipermotividade do indivíduo. Movimentos parasitários que deformam ou substituem os movimentos normais são as paracinesias, como a estereotipia, os maneirismos e a hipercinesia. Também fazem parte das crises psicopatológicas os fenômenos de ecolalia, ecoplasia, ecocinesia. Entre as crises psicomotoras, destacam-se as crises histéricas (movimentos teatrais, desordenados, sem perda de consciência) e as da epilepsia temporal, como seus automatismos.

Psicoses

Convém distinguir as psicoses orgânicas das endógenas. As orgânicas são moléstias relacionadas a alterações evolutivas do cérebro decorrentes de inflamações, intoxicações (agudas ou crônicas) e processos degenerativos. As endógenas nascem da deficiência de carga e circulação energética durante o período embrionário e/ou fetal, ou seja, têm etiologia intra-uterina. São núcleos psicóticos que podem explodir durante a vida de um indivíduo, como resposta ao estresse. Há ainda núcleos psicóticos com etiologia no período neonatal, criando a estrutura *borderline*, que podem "explodir", provocando, a nosso ver, as distimias, caracterizadas por desequilíbrio na tonalidade do humor. Considerando que os primeiros dez dias de vida pertencem ao período intra-uterino, por serem necessários a uma boa integração e realização das funções sensoriais, quando isso não ocorre, haverá uma percepção alterada, a ser registrada como engrama basilar distorcido, criando uma dificuldade de contato com a realidade, e daí a dissociação, a incoerência e a confusão. Esse aspecto é fisiológico no início da vida, mas se essa "condição esquizoparanóide" (Klein) se prolongar, cria-se a base de manifestações psicopatológicas. Do ponto de vista energético, podemos supor que:

Energia autógena	Energia trofo-umbilical		Período
1	-	-	ABORTO	Embrionário
2	-	+	Malformação, aborto	
3	+	-	Aborto ou malformação	
4	+	+	Autismo	
5	++	+	U+ (esquizo)	Fetal
6	++	++	Melancolia	

Ocorre então a passagem ao período neonatal, em que, biograficamente, uma simbiose mãe/filho deficitária provocará, historicamente, uma condição oral insatisfeita, causando uma depressividade ou uma condição paranóica (como defesa contra a depressão na fase pré-muscular!). São os aspectos do núcleo psicótico coberto do *borderline*. Até aqui, a predominância psicológica é a temperamentalidade! Em relação à carga energética dos três cérebros (Mac Lean), podemos supor:

	R-complex		Cérebro límbico	Neocórtex
Autismo	++		-	-
Núcleo psicótico	++		-	+
Borderline	++		-	++
Psiconeurose	+		++	+
Neurose	+		+	+
Caráter genital	+		+	++

40

Em relação ao aspecto neurovegetativo, podemos supor:

Simpático	Parassimpático	Psicologia
-	-	Autismo
+	-	Núcleo psicótico
-	=	Oral insatisfeito
-	+	Oral reprimido
+	+	Cobertura *borderline*
-	=	Psiconeurose
=	+	Neurose
=	-	Caráter genital
=	=	

Com a instauração da funcionalidade neuromuscular, chega-se à caracterialidade. Passamos agora a descrever a sintomatologia dos diferentes aspectos da "psicose" e sua respectiva *ancoragem corporal* (bloqueios).

1) *Autismo* — deve-se dizer desde já que o autismo não é uma psicose infantil (suscetível de tratamento!), mas uma condição estável, infelizmente incurável! Sua origem é embrionária! O verdadeiro autismo é diferente do autismo como sintoma da esquizofrenia.

No autismo, há uma situação de hiperorgonia, relacionada ao *R-complex* (cérebro reptiliano), que assegura a vida vegetativa, e de hiporgonia relacionada ao cérebro *límbico* e ao neocórtex, impedindo a vida afetiva e psíquica do indivíduo. Desde o nascimento, há *inacessibilidade*, solidão, ausência de relação *afetiva* e de contato; jogo repetitivo, com reações de raiva se interrompido; movimentos rítmicos como pular, balançar-se etc.; distúrbios de linguagem, com ecolalia. A criança autista parece fisicamente sadia, mas ela possui com os distúrbios da psique já mencionados diferentemente da psicótica, que parece "normal" nos primeiros dois anos de vida, mas possui distúrbios neurovegetativos e *EEG anormal* e um apego fusional ao corpo do adulto. Os pais da criança autista apresentam notável inteligência e produtividade, mas são emotivamente frios, como que mecanizados.

2) *Núcleo psicótico esquizofrênico* — o termo "esquizofrenia" foi proposto por Bleuler, em substituição ao de "demência precoce". A presença de um núcleo psicótico em uma pessoa não significa, necessariamente, que ela seja psicótica, mas que condições existenciais altamente estressantes podem fazer explodir este núcleo, determinando o advento de uma síndrome esquizofrênica. É uma síndrome, devido à presença, em maior ou menor grau, de diferentes sintomas. O sintoma fundamental é a cisão da psique em várias partes.

A forma aguda da esquizofrenia pode facilmente *manifestar-se* quando predominam, de modo estável, alguns sintomas.

Manifestações constantes da explosão ou de uma condição psicótica esquizofrênica evidenciam-se no comportamento: a) isolamento da realidade, com grandes dificuldades de contato e comunicação, provocando um fechamento da própria vida em um mundo pessoal incomunicável; b) aparecimento de delírio; c) alucinações; d) preservação da inteligência e da orientação espaço-temporal; e) dificuldade de o indivíduo admitir como anormal o próprio comportamento.

Nas formas agudas, encontramos uma variedade de sintomas, tais como: a) estados melancólicos, com afetividade inadequada (diferente da depressão), muitas vezes com delírio hipocondríaco; b) estados maníacos, com atitude mais "birrenta" do que eufórica; c) quadros *catatônicos*, caracterizados por estupor, flexibilidade cérea ou outras manifestações hipercinéticas; d) delírios, com alucinações visuais ou auditivas; e) estados crespusculares, tais como *êxtase* religioso ou estados sonhadores, em que as representações são vividas como *já realizadas*; f) incoerência, confusão, discurso desconexo; g) acessos de ira ou raiva, descontrolados; h) estupor; e i) automatismos, estereotipias, autismo.

As formas crônicas são representadas por:

a) *Paranóia* — em que prevalecem os delírios e alucinações;
b) *Catatonia* — em que prevalece grave distanciamento da realidade, com imobilidade ou severas crises de agitação;
c) *Ebefrenia* — em que prevalece um comportamento *inconseqüente*, infantil, evasivo, incoerente; e
d) *Simples* — em que prevalece o abandono gradual da iniciativa, com distanciamento da vida afetiva e da realidade.

A presença do núcleo psicótico é sempre caracterizada por falta de lucidez e por uma grave *carência do eu*, que expressa ausência de identidade biológica. A lucidez está ligada ao funcionamento do 1º nível, o da interpretação, que está hiperorgonótico. A identidade biológica está ligada ao 4º nível, o torácico, onde se localiza o *timo*, expressão do eu biológico pelo patrimônio imunitário, que se apresenta hiporgonótico. A hiporgonia intra-uterina do 5º nível (diafragma) explica o grande masoquismo do *psicótico-esquizofrênico*.

Como já dissemos, consideramos os dez primeiros dias após o nascimento como parte do período fetal, e observamos que nessa época pode se instalar o *núcleo melancólico*.

A melancolia é caracterizada pela sensação de vazio interior, enquanto a depressão caracteriza-se pela sensação de perda.

A diferença entre o núcleo psicótico e o melancólico é que o esquizofrênico não "enxerga" o outro de si, porque "cria" uma realidade de acordo com as suas projeções; o melancólico não "enxerga" o outro, nem "cria" uma outra realidade. Antecipemos: o deprimido só "enxerga" sua própria frustração, e, por isso, não tem condições de "enxergar" a realidade.

A presença do núcleo psicótico melancólico deve-se à grande dificuldade vivida pelo recém-nascido na instauração da fase simbiótica (Anna Kattrin Kemper, citada por Gangemi). O "vazio" neonatal não dá garantia de sobrevivência suficiente; este é o motivo fundamental da tendência suicida do melancólico, decorrente da ausência de "ser".

O mecanismo de defesa da melancolia é a formação reativa, expressa como personalidade psicopática (Gangemi).

Vale a pena lembrar que muitos autores utilizam o termo "psicopatia" e "psicopata", que em si mesmos, semanticamente, têm significado absolutamente genérico! Ao contrário, é oportuno sublinhar como nasce a estrutura da *psicopatia*, no conceito de Gangemi, que na realidade se manifesta com a "*sociopatia*": a "psicopatia" é a tentativa de preencher o vazio interior por meio de uma criatividade coercitiva, para ter condições de poder, o que significa "preencher-se" usurpando a força alheia, "absorvendo" o que nasce ou é produzido pelo outro.

A ancoragem energética perturbada no melancólico decorre de um 1º nível hiperorgonótico, por hiporgonia no 2º, 3º e 4º níveis e, ao contrário do núcleo psicótico, de uma hiporgonia do 5º nível (diafragma).

A estrutura da psique do melancólico sociopata é a de um indivíduo que sofre e faz sofrer!

Borderline (distimias)

O termo inglês *borderline* pode ser traduzido por "estado limítrofe", mas é a acepção inglesa que é universalmente usada. Com este termo, costuma-se definir os indivíduos que apresentam características psicológicas "na fronteira" entre a psicose e a neurose; mas isto é inexato, pois os mecanismos psicóticos são diferentes dos mecanismos neuróticos, e é possível encontrar os dois no mesmo indivíduo. Nesses casos, como será descrito e explicado mais adiante, são condições que definimos de "cobertura".

O período neonatal, o simbiótico, é o da amamentação e do desmame, característicos da *maternagem*, período de intensa e profunda ressonância afetiva.

A amamentação não é só alimentação e, afora os aspectos biológicos, é o contato, o calor, o amor, indispensáveis à gênese da comunicação.

Portanto, o desmame deveria ser considerado o momento mais delicado, para colocar o recém-nascido em condições de abandonar a condição simbiótica, de separar-se gradualmente do campo materno para chegar ao campo familiar, passando da motilidade à mobilidade muscular intencional.

Que tudo isso aconteça "fisiologicamente" é muito, muito difícil, e, por isso, não é por acaso que, inferi que o percentual *borderline* é, estatisticamente, de 45%!

Muitas vezes, encontramos pessoas com traços psicóticos ou que usam mecanismos de defesa psicóticos quando passam por uma desilução ou uma frustração, isso é expressão de timidez, afetividade inadequada da pessoa, por ser distímica.

Distimia significa distúrbio do equilíbrio emocional, que provoca alterações do humor, isto é, da tonalidade afetiva de base, que é temperamental.

A condição distímica instala-se no período neonatal, provocando fenômenos *borderline*, expressão da presença de uma depressividade de tipo psicótico como reação às lesões narcisísticas, com um sentimento de perda. Assim como há um núcleo psicótico (esquizofrênico) cuja gênese é intrauterina, há um núcleo psicótico (depressivo) cuja gênese é neonatal. Esta condição tem origem em uma amamentação inadequada ou deficitária ou em um desmame inadequado, sob os seguintes aspectos:

1) A *falta de amamentação*, substituída pelo uso de mamadeira, provoca um vínculo "frio" com o "objeto de amor", determinando uma afetividade fria, apática, que na vida adulta levará a considerar o outro como objeto e não como sujeito! E, nesses casos, como será explicado adiante, o momento do desmame é ainda mais delicado! Reportando-nos às observações de Spitz sobre a alternância do olhar do lactante, do rosto da mãe à própria boca sugando (acomodação-convergência), haverá nesses casos excessiva polarização do olhar sobre si mesmo e será inadequada a "presença" do outro, facilitando a instauração de estrabismo e, psicologicamente, pouca consideração pelo outro e instauração de um egoísmo muito acentuado.

2) A *amamentação por quatro-cinco meses, no mínimo*, permite que o recém-nascido chegue à sua própria produção de anticorpos, anteriormente recebidos com o leite materno.

Nesses casos, se a amamentação foi bem-feita, não haverá distúrbios de acomodação-convergência, mas forma-se no indivíduo um núcleo depressivo de tipo "insatisfeito", que conduz a uma depressividade que aparece na vida em toda ocasião de "perda".

Esboça-se assim uma base de personalidade "oral insatisfeita", que tenderá a compensar-se mediante consumo de álcool (alcoolismo), dependência de drogas e, em menor medida, do fumo (sobre este tema dedicaremos, mais adiante, algumas observações!).

A psiquiatria fala de depressão endógena e exógena, e nós consideramos que a "depressão endógena" é a do melancólico, enquanto a outra, a exógena, é sempre reativa a vivências neonatais inadequadas, que podem "residuar" na evolução afetiva ulterior.

Tal amamentação terá maior ou menor influência na formação da psique, conforme for realizado o desmame — objeto de atenção particular mais adiante —, pelos efeitos que pode ter na estrutura psicológica.

A amamentação fisiológica, ou seja, sadia, deveria durar até que o "bebê" "bebedor" seja capaz de se tornar "comedor", e isto se desenvolve por volta do 8º-9º mês. Uma amamentação prolongada para além deste limite criará condições de dependência psicológica, pois prolonga a condição simbiótica, que deveria findar na passagem da motilidade à mobilidade.

A amamentação sem disponibilidade materna também é "insatisfatória"! A amamentação saudável não é somente nutrição, mas também contato, calor, amor. A amamentação inadequada é a base do núcleo depressivo distímico do indivíduo *borderline*.

3) O *desmame* sadio, isto é, fisiológico, deveria ter início a partir do 5º mês, quando o recém-nascido, que tem contato com a realidade através da boca (e leva à boca tudo o que lhe cai nas mãos!), dá sinais de apreciar alimentos líquidos e sólidos, além do leite materno.

Um desmame precoce, às vezes imposto bruscamente ou com frustrações, irá provocar no recém-nascido uma reação de raiva, com uma condição depressiva subjacente (a raiva encobre a depressão, e por isso é uma emoção secundária!). Tal depressão é então reprimida, e isso leva à oralidade reprimida.

Se o desmame não for gradual, progressivo, acompanhando a expectativa do recém-nascido, haverá reações psicopatológicas ligadas ao momento qualitativo e quantitativo de fixação psicológica do evento.

O trauma psicológico do recém-nascido traduzir-se-á psicocorporalmente, quando, ao longo da vida, ocorrerem perdas e separações afetivas traumáticas, em reações e contra-reações responsáveis pela manifestação maníaco-depressiva.

O aspecto maníaco é a reação exasperada contra a depressão, e esse aspecto poderá cronicizar-se, provocando, depois, o aparecimento da paranóia.

A paranóia é, para nós, uma manifestação de oralidade reprimida e, mais precisamente, uma condição de obsessividade sistematizada e focalizada no outro, e nasce no período pré-muscular de passagem da motilidade à mobilidade (lembremos que enquanto a "fobia" é ocular, a "obsessão" é oral!).

Todas essas condições psicopatológicas estão, portanto, ligadas ao núcleo psicótico extra-uterino, responsável pelo quadro distímico *borderline*.

As explosões do núcleo psicótico *borderline* são de tipo depressivo, reativo a condições existenciais de perda e separação afetiva (amamentação-desmame), onde existia um vínculo de dependência não resolvido, e, clinicamente, a sintomatologia é caracterizada por: sentimento de abandono, tristeza muito profunda, aborrecimento, tédio, tendência ao isolamento, acompanhado de idéias de culpa, auto-acusação, indignidade, ruína. Tudo isso leva a um estado de abulia e de paralisação psicomotora. Às vezes, associa-se um estado de ansiedade ou estupor e resignação. Outras vezes, há agitação psicomotora mais ou menos intensa. Pode haver perda de apetite, com perturbações digestivas, insônia, impotência, alterações menstruais.

A regressão da condição depressiva é sempre lenta, se não houver intervenção terapêutica.

A depressão estuporosa pode ser facilmente confundida com melancolia estuporosa, de tipo esquizofrênico!

As manifestações suicidas não decorrem da depressão (em que o indivíduo está pedindo dependência, *maternagem*), mas da melancolia!

As manifestações maníacas são caracterizadas por mudança de humor, que pode ir da euforia à fuga de idéias, com ideorréia, logorréia, graforréia, clamorosidade. Essa excitação pode tornar-se agressiva ou transformar-se em agitação psicomotora, grande inabilidade, com conseqüente debilitamento da fixação mnemônica, incoerência, que é diferente daquela da esquizofrênica, pois acompanha a excitação afetiva. Podem ocorrer, ainda, exaltação da sexualidade, taquicardia, insônia, tremor. Tais manifestações se alternam com as depressivas, nos estados maníaco-depressivos.

A paranóia caracteriza-se por um delírio sistematizado proveniente de um núcleo coerente de convicções, lúcido, refratário a qualquer persuasão em contrário; não há desagregação da personalidade.

Podemos encontrar:

1) *Delírios persecutórios* de ciúme, de megalomania, de invenção pseudocientífica, eróticos, genealógicos, reformadores político-religiosos, e não são conhecidos os limites desses delírios; toda a personalidade torna-se paranóica!

Antes de tratar da psiconeurose, é oportuno assinalar a importância que tem, para nós, o exame eletroencefalográfico (EEG) nos indivíduos com núcleos psicóticos e/ou *borderline*.

Isso nos leva a considerar as manifestações pré-epilépticas, epiletóides e epiléticas de determinados aspectos psicopatológicos.

Os indivíduos com um núcleo psicótico apresentam, muito freqüentemente, um traçado eletroencefalográfico que mostra claros sinais de imaturidade (motivo pelo qual convém prescrever o *gaba*); tal imaturidade manifesta-se no comportamento "pré-epilético" desses indivíduos.

Nos indivíduos *borderline*, costuma-se encontrar um traçado eletroencefalográfico disrítmico responsável por certos comportamentos epiletóides (também nesses casos, será benéfico o *gaba*!). Em certos casos, a condição de disritmia do *borderline* torna-se claramente epilética (com a presença do traçado de ondas lentas e com ondas e pontas), manifestando-se claramente como epilepsia essencial ou idiopática. Tal síndrome é, para nós, o equivalente somatizado do núcleo psicótico distímico do *borderline*.

O indivíduo precisa de um clássico tratamento antiepilético, do qual será gradualmente "desmamado" no decorrer da vegetoterapia, em cujo projeto terapêutico se dará ênfase ao terceiro e quarto *acting*; ele deverá aprender a ficar em contato com a realidade, com o "aqui e agora", para impedir a fácil perda de consciência que caracteriza a crise epilética.

De tudo que já foi exposto, evidencia-se que a condição *borderline* está ligada a uma fixação oral do indivíduo que não pôde realizar a "separação" para chegar à autonomia neuromuscular, e, portanto, permanece psicologicamente como personalidade dependente. A explosão do núcleo psicótico *borderline* acontece quando há um refluxo energético para cima, do 2º nível (boca) para o 1º nível, com o aparecimento de uma sintomatologia interpretativa relacionada aos telerreceptores (este quadro explica a aura epilética!).

Psiconeuroses

Em relação à ancoragem corporal da psicopatologia, consideramos válida, dentro da psicodinâmica reichiana, a distinção feita por Freud entre psiconeurose e neurose, como adiante será descrito e explicado, mesmo se hoje a psiquiatria oficial e a psicanálise unificaram o significado desses dois termos. Vimos que a condição *borderline* tem origem no período neonatal, por *maternagem* inadequada, que é o estresse emotivo ligado ao medo de "perda", tendo como resultado a necessidade de dependência. Já a condição psiconeurótica nasce no período pós-natal, que vai do 9º mês de vida, aproximadamente, à puberdade. Nesse período, com a continuidade da mielinização, o sistema neuromuscular chega à sua atuação, e o indivíduo, com a intencionalidade psicomotora, começa a experimentar, e depois a realizar, a independência e a autonomia. Nesse período, começa a "sentir" conscientemente sua pulsão sexual e a canalizá-la no âmbito da família (que é o segundo campo energético). As pulsões sexuais provocam interesse pelo sexo oposto e assim nasce a fase edípica que, se não tiver solução adequada, se transformará, na puberdade, em complexo edípico. É oportuno lembrar que, enquanto a condição incestuosa é uma relação a dois, a condição edípica é uma relação a três, pela presença do genitor do mesmo sexo.

Se essa presença for vivenciada pelo indivíduo como proibitiva ao "Édipo" e/ou como ameaçadora, punitiva, aparece o medo de castração, que impede o ulterior amadurecimento psicológico, o que se manifesta no quadro somatopsicológico da psiconeurose; sua ancoragem corporal está no pescoço e no diafragma (defesa narcisista e ansiedade masoquista).

Na psicodinâmica pós-reichiana, deve-se lembrar que o conceito de castração refere-se à emoção e ao sentimento (consciente ou inconsciente) de ter sido privado ou de ainda poder ser privado de um "valor" existencial fundamental para a vida. Nas psiconeuroses, o conflito tem origem no passado próximo do indivíduo e pode somatizar-se, dando lugar às moléstias que definimos como somatopsicológicas (neuroses de órgão). Convém ilustrar aqui o conceito de conflito: trata-se da atuação simultânea de pulsões, impulsos, desejos ou exigências internos e externos que se opõem ou se excluem reciprocamente: um instinto que se dirige para o ambiente vai de encontro à crítica, de várias formas, ligadas ao superego, que tendem a modificá-lo ou bloqueá-lo — exigências instintivas e "necessidades" sociais. E é a presença de um conflito que determina as crises psicológicas ou seus equivalentes somáticos, quando não é mais possível exercer a auto-repressão.

Na psiconeurose:

A *histeria de conversão* apresenta-se, num primeiro tempo, com distúrbios físicos sem base orgânica, mas tais distúrbios, que inicialmente são funcionais, podem causar lesões ao órgão (assim, com o tempo, uma gastrite pode provocar uma úlcera, uma angina pode levar ao infarto).

Na psiconeurose, é o excesso de energia não fisiologicamente descarregada, por meio de uma serena vida sexual, que se descarrega através da doença!

O sintoma não passa de uma séria somatização da angústia, mediante distonia neurovegetativa.

A neurose de órgão é mais do que simples somatização, como se esclarecerá adiante; esse "equivalente" somático na psiconeurose, no quadro da somatopsicodinâmica, levando em conta os bloqueios corporais mais importantes em tal caracterialidade (pescoço, tórax, diafragma, abdômen, pélvis), explica a artrose (não reumatóide!) cervical e lombar, a úlcera gastroduodenal, a angina pectoris com infarto, as colites, as cistites, as prostatites, as varizes!

A *histeria de angústia* apresenta-se com irritabilidade geral, ânsia de espera, sentimentos de culpa, ataques de angústia com distúrbios neurovegetativos e momentos fóbicos. Na psiconeurose, a angústia é o sintoma dominante.

A *psiconeurose obsessiva* é uma defesa contra impulsos agressivos ou sexuais relacionados ao complexo edípico: para nós, é um deslocamento da energia no 2º nível (boca), ponto de partida da sexualidade, da "libido" natural, que se descarrega na "ruminação", como uma masturbação mental de tipo compulsivo-anal.

A *psiconeurose de transferência* é uma reedição da neurose clínica, isto é, infantil, com eixo na relação com o terapeuta, e pode assumir os três aspectos da psiconeurose anteriormente descritos.

As psiconeuroses, expressão clínica de um complexo edípico não resolvido, necessitam, para manifestar-se, de uma caracterialidade psiconeurótica de base. Geralmente a caracterialidade psiconeurótica é, no homem, fálico-narcisista e, na mulher, histérico-clitoridiana.

A histeria (termo criado por Bumke), tanto masculina como feminina, é uma fuga na doença, muitas vezes teatral; por isso, é necessário distinguir caracterialidade histérica da psiconeurose histérica e das reações histéricas; estas últimas caracterizam as neuroses.

O diagnóstico diferencial entre psiconeurose histérica e esquizofrenia está na diferença entre desdobramento (histérico) e dissociação (esquizofrênica).

O desdobramento (histérico) é a coexistência, no mesmo indivíduo, de dois tipos de comportamento: um, normal, bem adaptado e com motivações conscientes; o outro, patológico, ligado a motivações inconscientes, com automatismos e inadaptação (personalidade múltipla). A dissociação (esquizofrênica) é a separação de um grupo de processos mentais do restante do aparelho psíquico: as diferentes funções psíquicas são cindidas da personalidade em seu conjunto e adquirem uma autonomia muitas vezes em contradição com as principais tendências da personalidade. As manifestações somáticas das psiconeuroses são neuro-endócrinas, devido à "liberação" do *R-complex*, o cérebro reptiliano. Nas psiconeuroses, a crítica é lúcida e consciente, embora, em alguns casos, estejam presentes episódios histéricos: ilusões, confabulação, pensamento mágico, pseudologia fantástica.

A nosografia atual não faz diferença entre psiconeurose e neurose pós-traumática, quando uma neurose pós-traumática encontra, no passado do paciente, os elementos necessários, não apenas para se manifestar, mas também para persistir e prolongar o tempo de tratamento, devido à presença de coações a repetir ligadas ao masoquismo (diafragma) do paciente, ao passo que a neurose traumática é de curta duração e, às vezes, esgota-se sem terapia!

Um elemento psicológico importante, nas personalidades de base da psiconeurose, é o desejo de poder, em detrimento da paciência. A *Caracterologia pós-reichiana* traz uma descrição mais completa das caracterialidades de base na psiconeurose. A etiologia da psiconeurose deve ser buscada no 2º campo energético, o familiar.

Neuroses

No atual contexto histórico, a caracterialidade neurótica é a mais próxima do caráter genital, maduro. As atuais condições socioculturais são responsáveis por um clima existencial em que a ansiedade, consciente e inconsciente, não nos permite usufruir e realizar plenamente a nossa vida. O desenvolvimento tecnológico, se, por um lado, nos oferece tantas vantagens, por outro, estimula excessivamente a função de nosso hemisfério cerebral esquerdo (da lógica, da criatividade, da análise), em detrimento do direito (da intuição, da afetividade, da síntese). Para nós, caracterialidade neurótica é expressão de uma personalidade que resolveu, de modo satisfatório, seu próprio conflito edípico, mesmo se não o superou totalmente, pois permanece uma tendência a se culpar, que agrava a ansiedade provocada por fatores socioculturais. É uma caracterialidade que apresenta elementos histéricos, uma pseudo-histeria responsável pela tendência às somatizações, doenças funcionais e limitadas no tempo. A caracterialidade neurótica é o terreno onde podem se desenvolver as neuroses, que são sempre atuais e pelas quais é responsável por uma vida sexual aparentemente satisfatória, mas em que falta potência orgástica. Potência orgástica que é a capacidade de abandonar-se completamente ao parceiro, no momento da união amorosa, até perder, por alguns instantes, a consciência do eu: "morrer no outro", como dizem os hindus! Mas para "renascer das próprias cinzas" com uma vitalidade ainda mais criativa e amorosa para consigo mesmo e o mundo. Lembremos, porém, que também a caracterialidade neurótica pode ser uma cobertura de um núcleo psicótico!

Sobre essa caracterialidade podem manifestar-se as neuroses atuais, mecanismos conscientes (ao contrário das psiconeuroses, em que a dinâmica é inconsciente!), sobre uma base emotiva em que o medo é o de não poder se realizar. Como neuroses, temos: *neurastenia genuína*, com tendência a fáceis mudanças de humor, a incomodar-se até a intolerância, a sentir-se insatisfeito; *crises de ansiedade*, até uma angústia passageira, com pseudofobia ou sintomas fóbicos culturais (superstição!); e *neurose de susto* (que pode deslatentizar um núcleo psicótico!). Os sintomas da neurose são: ansiedade até a angústia, distúrbios neurovegetativos. São reações exageradas, episódicas, que têm muito a ver com o sexo, a sexualidade e a idade, e cuja etiologia está no 3º campo energético (o campo social). Não há neuroses com etiologia no primeiro campo! A ancoragem corporal das neuroses está no diafragma (ansiedade-masoquismo) e na pélvis (histeria-genitalidade), e a fácil reatividade é de tipo histérico (pseudo-histeria), motivo pelo qual as eventuais somatizações exprimem, mais que uma fuga na doença, uma demanda, um pedido de amor, para satisfazer a disponibilidade para amar, de que a caracterialidade neurótica é bem capaz!

Apêndice — *O fumo*

No âmbito da luta contra as drogas, desencadeou-se recentemente um terrorismo psicológico contra o "vício" do fumo.

Vale a pena esclarecer esta questão (à parte o fato de que o autor deste livro é um fumante!).

Fazemos uma distinção entre verdadeiros e falsos fumantes: os primeiros precisam do fumo como um viciado "normal", são indivíduos com um núcleo psicótico *borderline*, e portanto com problemas de oralidade; por isso são capazes de fumar na cama, no escuro, de preferir o fumo à comida ou, às vezes, ao sexo!

Os segundos são fundamentalmente indivíduos ansiosos (diafragma) que, ao fumar, "facilitam" a importância da expiração. Estes são capazes de parar de fumar, se for necessário.

Fumar certamente prejudica as vias respiratórias (tabaco) e circulatórias (nicotina), mas para ser um fator cancerígeno pulmonar é necessário que o indivíduo tenha um terreno hipogonótico! Quantos cancerosos nunca fumaram! Reproduzo algumas observações de Lin Yutang:

É verdade que os fumantes podem incomodar os não-fumantes, mas é um incômodo físico, ao passo que os não-fumantes incomodam espiritualmente os fumantes.

...Os não-fumantes perderam um dos maiores prazeres da humanidade. Se fumar é uma fraqueza, longe de nós os homens sem fraquezas! Eles não merecem confiança! São seres racionais, mecanizados, não razoáveis. Quem fuma, no fundo, está sempre contente. Fumar é um prazer artístico, intelectual! (O fumo foi importado das civilizações paleo-americana e oriental, certamente de enorme valor!)

A meu ver, o indivíduo com núcleo psicótico fuma para satisfazer uma necessidade funcional de contato, de companhia; o indivíduo *borderline* fuma para satisfazer uma necessidade simbiótica de dependência; o indivíduo psiconeurótico fuma para satisfazer impulsos exibicionistas ou para aliviar a tensão ansiosa; o indivíduo neurótico fuma para satisfazer o desejo de poder concentrar-se melhor; o indivíduo de caráter maduro fuma para satisfazer... uma banal gulodice!

Homossexualidade

No paradigma pós-reichiano, a homossexualidade não é uma doença, mas a expressão da imaturidade da identidade biológica de um indivíduo, ou seja, do eu, com conseqüentes desvios no desenvolvimento de sua vida psicoafetiva. Em relação à somatopsicopatologia, consideramos o medo embrionário como causa do surgimento do autismo, em que há uma sexualidade de tipo reptiliano, sem desejo, com medo do contato, que torna impossível qualquer relação, chegando à ausência do fenômeno de masturbação. No período fetal, o estresse de medo provoca a formação de um núcleo psicótico, que é causa da falta de identidade biológica do eu. Nesses casos, não há contato consigo mesmo e com o outro, e a persistência da fase fusional determina uma condição de homossexualidade patente passiva, com masoquismo e manifestações de travestismo; trata-se de uma sexualidade de tipo reptiliano, somente instintiva, vivenciada como satisfação de uma necessidade; a masturbação, quando presente, é de tipo compulsivo, sem fantasias. O medo inato impede o contato consigo mesmo e com o sexo oposto.

Do estresse de medo do período neonatal (do nascimento ao 9º mês), nasce o núcleo psicótico distímico do *borderline*, geralmente coberto por uma pseudocaracterialidade. Tal estrutura é capaz de pseudocontatos, que são compensações do medo racionalizado. A sexualidade é de tipo córtico-reptiliano, com "nuances" límbicas. Ela é vivenciada com sentimentos inconscientes de culpa e como "suja"; precisa ser controlada, porque tem pulsões sádicas muito fortes. Muitas vezes, há uma rejeição racionalizada à masturbação. Os impulsos homossexuais são muito fortes e a homossexualidade é freqüentemente latente, mas quando se manifesta, por deficiência de autocontrole, é de tipo ativo; encontramos aí a pederastia e a bissexualidade como tentativa de sair da homossexualidade. A relação homossexual é de tipo simbiótico (dependência).

No período pós-natal (que vai do 10º mês à puberdade), o medo de castração, devido a pulsões edípicas, provoca condições de contato sexual por excesso ou por falta: é a condição psiconeurótica, em que a sexualidade é muitas vezes fruto de formações reativas, e nesses casos o comportamento homossexual é de tipo compensatório: é uma pseudohomossexualidade. A latência homossexual manifesta-se quando o próprio prazer sexual depende do prazer do parceiro, com o qual o indivíduo se identifica. A masturbação é acompanhada de fantasias, mas provoca sentimentos de culpa. Trata-se de uma sexualidade inadequada, com componentes predominantemente límbicos, que provoca inibições de abandonar-se, é uma pseudogenitalidade.

O estresse de medo após a puberdade é causa da condição neurótica, que leva a uma paragenitalidade: o contato consigo e com o sexo oposto é bom, mas muitas vezes é ambivalente, devido a soluções das pulsões edípicas. A sexualidade não cria culpa, e a masturbação tem, muitas vezes, fantasias pré-genitais. A homossexualidade latente está ausente, ou manifesta-se com a valoração de que o comportamento homossexual insere-se na "normalidade" e seja aceitável. Nesses casos, a sexualidade genital não é plenamente satisfatória, pela ausência do fenômeno de orgasmo, devido à ansiedade.

Com o aparecimento do orgasmo, temos o indivíduo realmente sadio, com caráter genital maduro.

Bibliografia

BALBI, R. *L'evoluzione stratificata*. ESI, Napoles.
BENEDETTI, G. *Neuropsicologia*. Feltrinelli, Milão.
BERTALANFFY (Von) L. *Teoria generale dei sistemi*. ILI, Milão.
BUSCAINO, N. M. *Neurobiologia delle perfezioni*. ESI, Napoli.
CHARON, J. E. *L'esprit cet inconnu*. Albin Michel, Paris.
DEL GIUDICE, N e E. *Omeopatia e bioenergetica*. Cortina, Verona.
ECCLES, J. C. *Evolution du cerveau et creation de la conscience*. Fayard, França.
EDELMANN, G. M. *Sulla materia della mente*. Adelphi, Milão.
FERRI, G. e CIMMIN, G. *Psicopatologia e carattere*. Anicia, Roma.
GANGENI, G. "A melancolia e a personalidade psicopática", *in Revista do Círculo Psicanalítico de Minas Gerais*.
HINSIE L. H. e CAMPBELL R. *Dizionario di psichiatria*. Astrlabio, Roma.
JACOBSON, E. *Biologie des emotions*. ESF, Paris.
JERVIS, G. *Manuale critico di psichiatria*. Feltrinelli, Milão.
KLEIN, M. *La psicoanalisi dei bambini*. Martinelli, Florença.
LABORIT, H. *L'inhibition de l'action*. Masson, Paris.
LEBOYER, F. *Pour une naissance sans violence*. Seuil, Paris.
LURIA, A. R. *Come lavora il cervello*. Il Mulino, Bolonha.
MAC LEAN, P. D. *Evoluzione del cervello e comportamento umano*. Einaudi, Milão.
NAVARRO, F. *Somatopsicodinâmica*. Summus, São Paulo.
——————. *Somatopsicodinâmica das biopatias*. Dumará, Rio de Janeiro.
——————. *Caracterologia pós-reichiana*. Summus, São Paulo.
REICH, W. *La funzione dell' orgasmo*. Sugarco, Milão.
——————. *Analisi del carattere*. Sugarco, Milão.
SCHNEIDER, K. *Psicopatologia clinica*. Sansoni, Florença.
SELYE, H. *Stress*. Einaudi, Milão.
SPITZ, R. A. *Il primo anno di vita del bambino*. Giunti, Florença.
THOMPSON, P. e BIRD, C. *A vida secreta das plantas*. Círculo do Livro, São Paulo.
WINNICOT, D. W. *L'Arc*. Marselha.
YUTANG, L. *Importanza di vivere*. Bompiani, Milão.
ZOHAR, D. *O ser quântico*. Best Seller, São Paulo.

Impresso na
**press grafic
editora e gráfica ltda.**
Rua Barra do Tibagi, 444 - Bom Retiro
Cep 01128 - Telefone: 221-8317

------ dobre aqui ------

> ISR 40-2146/83
> UPAC CENTRAL
> DR/São Paulo

CARTA RESPOSTA
NÃO É NECESSÁRIO SELAR

O selo será pago por
summus editorial

05999-999 São Paulo-SP

------ dobre aqui ------

SOMATOPSICOPATOLOGIA

summus editorial
CADASTRO PARA MALA DIRETA

Recorte ou reproduza esta ficha de cadastro, envie completamente preenchida por correio ou fax, e receba informações atualizadas sobre nossos livros.

Nome: _____
Endereço: ☐ Res. ☐ Coml. _____
CEP: _____ - _____ Cidade: _____ Estado: ____ Tel.: (___) _____
Profissão: _____ Professor? ☐ Sim ☐ Não Disciplina: _____

1. Você compra livros:
☐ em livrarias   ☐ em feiras
☐ por telefone   ☐ por reembolso postal
☐ outros - especificar: _____

2. Em qual livraria você comprou esse livro? _____

3. Você busca informações para adquirir livros:
☐ em jornais   ☐ em revistas
☐ com professores   ☐ com amigos
☐ outros - especificar: _____

4. O que você achou desse livro? _____

5. Sugestões para novos títulos: _____

6. Áreas de interesse:
☐ administração/RH   ☐ comportamento   ☐ holismo
☐ corpo e movimento   ☐ fisioterapia   ☐ educação
☐ saúde   ☐ fonoaudiologia   ☐ musicoterapia
☐ programação neurolinguística (PNL)   ☐ sexualidade
☐ psicologia - qual área? _____
☐ comunicação social - qual área? _____
☐ outras - especificar: _____

7. Gostaria de receber o Informativo Summus? ☐ Sim ☐ Não
8. Gostaria de receber o catálogo da editora? ☐ Sim ☐ Não

Indique um amigo que gostaria de receber nossa mala direta

Nome: _____
Endereço: ☐ Res. ☐ Coml. _____
CEP: _____ - _____ Cidade: _____ Estado: ____ Tel.: (___) _____
Profissão: _____ Professor? ☐ Sim ☐ Não Disciplina: _____

Summus Editorial *Pensando em você*
Rua Cardoso de Almeida, 1287 05013-001 São Paulo SP Brasil Tel (011) 872 3322 Fax (011) 872 7476

recorte aqui

cole aqui